DES ULCÉRATIONS

DU COL DE L'UTÉRUS

ET

DE LEUR TRAITEMENT,

PAR

LE DOCTEUR CRAMOISY.

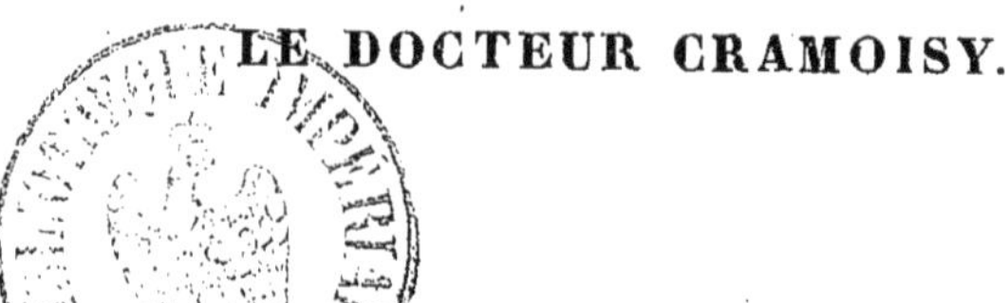

PARIS

TYPOGRAPHIE DE HENRI PLON,

IMPRIMEUR DE L'EMPEREUR,

RUE GARANCIÈRE, S.

1857

DES
ULCÉRATIONS DU COL DE L'UTÉRUS
ET DE LEUR TRAITEMENT,

PAR LE DOCTEUR CRAMOISY.

Les phénomènes morbides par lesquels l'ulcération du col de la matrice signale son apparition et son existence ont été, pour la plupart, étudiés avec beaucoup de soin par les auteurs ; nous n'avons pas l'intention d'en faire l'histoire complète, mais nous voulons insister sur quelques-uns de ces phénomènes qui paraissent ne pas avoir fixé, autant qu'ils le méritent, l'attention des observateurs. Tel est le *leptomitus* de l'utérus, végétal parasite de la tribu des algues, de la famille des leptomitées, dont l'existence n'a pas été et n'est pas encore, par la plupart des médecins, rattachée aux affections utérines, et qui, cependant, a une certaine valeur dans ces maladies, comme nous allons tâcher de l'établir.

Tout ce que nous dirons doit s'entendre des ulcérations superficielles. Les auteurs, en effet, sont d'accord sur ce point, que l'ulcère profond ou cancer de la matrice est incurable, à moins qu'il ne soit récent et dû à une circonstance accidentelle qu'on peut faire disparaître.

Les ulcérations, les granulations, les érosions, les rougeurs, etc., succèdent toujours, ou presque toujours, à une métrite chronique, soit catarrhale ou parenchymateuse, qui elle-même a succédé à une métrite aiguë. De même que l'on ne voit pas de lésions organiques au cœur sans endocardite chronique, de même il n'y a pas d'ulcérations au col de la matrice sans métrite chronique.

SYMPTÔMES ET MARCHE DES ULCÉRATIONS DU COL DE LA MATRICE.

Pour mieux tracer cette partie de l'histoire des ulcérations du museau de tanche, nous les divisons en autant de périodes qu'il y a d'évolutions.

Nous plaçons *dans la première période,* l'inflammation ou la congestion de la totalité ou d'une partie de la matrice ; *dans la deuxième période,* les engorgements plus ou moins durs de l'utérus ou seulement de son col ; *dans la troisième période,* le catarrhe utérin ou sécrétion de mucus plus ou moins abondant ; *dans la quatrième période ,* l'ulcération plus ou moins étendue du col de la matrice, résultant de l'irritation des mucosités sur ce col. Dans cette quatrième période se trouvent comprises les *rougeurs,* les *érosions,* les *granulations,* etc., etc.

Première période ou période inflammatoire ou congestive. — Les phénomènes qui annoncent la présence de l'inflammation ou congestion de la matrice sont : une douleur, une chaleur, une augmentation du volume de l'organe, etc. La palpation par l'hypogastre fait constater un empâtement marqué. Dans cette période , les phlegmasies de la membrane muqueuse de l'utérus et de son tissu propre existent rarement séparées.

Cette période et la suivante étant bien connues et bien décrites dans les ouvrages, à l'article Métrite et Engorgement utérin, nous y renvoyons ceux des lecteurs qui désireraient avoir de plus amples détails.

Deuxième période ou période inflammatoire passée à l'état chronique, ou engorgement plus ou moins dur de l'utérus ou de son col. — Cette deuxième période succède toujours ou presque toujours à l'inflammation aiguë, très-rarement elle s'établit de prime abord. Comme l'inflammation aiguë, elle peut être catarrhale ou parenchymateuse; mais pour peu que sa durée se prolonge, il est rare que les deux variétés ne se combinent pas. Les symptômes dans cette période ne sont qu'un diminutif de ceux de la période inflammatoire. A la douleur hypogastrique se joignent une pesanteur au fondement , de la constipation occasionnée par la pression de l'utérus sur le rectum, des envies fréquentes d'uriner, et un écoulement séro-purulent par l'orifice utérin.

La forme de l'utérus est souvent changée : tantôt la lèvre postérieure est beaucoup plus volumineuse, plus allongée que l'antérieure; d'autres fois , c'est le contraire ; toute la longueur du col est augmentée.

La position horizontale calme ou suspend les douleurs ; la marche, la station droite ou assise trop longtemps prolongées les augmentent.

La fécondation ne peut plus avoir lieu lorsque l'engorgement est phlegmasique, et qu'il y a déjà un catarrhe utérin abondant qui, par l'âcreté de son produit et la présence de ses *leptomites*, détruit la liqueur fécondante. Aussi avons-nous vu communément que des femmes stériles avant le traitement devenaient fécondes après.

Troisième période ou catarrhe utérin. — Cette période est presque toujours le résultat des deux lésions précédentes.

Le liquide leucorrhéique est sécrété par les glandes mucipares de la muqueuse utérine ; ses caractères sont très-variables : tantôt c'est un liquide visqueux, de la consistance du blanc d'œuf ; tantôt c'est un simple mucus incolore, ou d'un blanc laiteux, ou légèrement jaunâtre ou verdâtre. Il est aussi très-variable en quantité. Cet écoulement est d'ailleurs très-irritant ; son odeur est en général peu prononcée, ce qui contribue à distinguer l'écoulement leucorrhéique de celui auquel donne lieu le cancer utérin. Les femmes atteintes de leucorrhée éprouvent en général des troubles digestifs et des douleurs dans l'estomac, qu'elles comparent à un tiraillement. Leur appétit est en général très-prononcé, et elles sont remarquables par leur pâleur.

Les symptômes de la leucorrhée sont aussi ceux de l'engorgement utérin plus ou moins développé.

Nous disons un peu plus haut que l'écoulement leucorrhéique est très-irritant, et nous sommes porté à croire, d'après nos recherches, que les ulcères, les granulations, les érosions et les rougeurs ne sont dues qu'à la causticité de ce liquide. En effet, nous avons toujours remarqué que ces mucosités bleuissaient le papier de tournesol rougi par un acide. Quelquefois cependant, quand l'ulcère était très-profond et très-considérable, nous avons remarqué que ce muco-pus rougissait le papier bleu par le tournesol, et que par conséquent il contenait, dans le premier cas, un alcali, et dans le second, un acide, capables l'un et l'autre de corroder un organe aussi délicat que le museau de tanche.

Ces mucosités sont, en outre, composées d'eau, de mucine, de pus, de sels alcalins (potasse et chaux), et au microscope de cellules épithéliales et d'un champignon (le *leptomitus* de M. Ch. Robin), qui se développe quand le liquide leucorrhéique éprouve un commencement de décomposition ; car nous l'avons plus rarement trouvé chez les femmes propres que chez celles qui ne faisaient jamais d'injections vaginales. On le rencontre communément chez les scrofuleuses ; or nous savons que ce tempérament est un excellent terrain pour la germination des différents champignons, et nous savons aussi que ces individus sont bien plus souvent affectés de catarrhe que les autres. D'où nous concluons, avec Wilkinson, « que certaines maladies parasitaires ne sont pas dues au végétal parasite, mais sont caractérisées par les conditions morbides spéciales qui en permettent le développement, et offrent à la plante des conditions d'existence; seulement la présence de celle-ci vient aggraver le mal primitif et le masque; elle finit par paraître la cause première de la maladie, dont elle n'est au fond qu'une complication. »

Les leptomites sont des espèces de champignons ou filaments tubuleux, de la famille des leptomitées, de la tribu des algues, du genre *leptomitus;* se développant rapidement à la suite d'un état morbide, étant formés de cellules allongées placées à la suite les unes des autres, droites ou courbes, transparentes ou légèrement opaques, et qui, examinées au microscope, représentent au milieu des cellules épithéliales, de petites masses demi-transparentes, finement granuleuses, de formes variables, ayant quelquefois 0,20 à 0,40 centimètres de longueur. Ces filaments sont très-ramifiés, tantôt d'un côté, tantôt des deux côtés, sans que les branches soient plus minces que le tronc; leurs extrémités sont quelquefois, mais rarement, un peu gonflées.

Cette algue se compose, selon M. Lebert :

1º De tubes (*mycelium*) blancs, pâles, plus ou moins longs, ramifiés, non cloisonnés, sans granulations à l'intérieur;

2º De tubes un peu plus larges, articulés, cloisonnés, dont les cellules sont de longueur variable, et quelquefois sont ramifiées elles-mêmes.

Ils se terminent par des spores à divers degrés de développement et plus ou moins granuleuses; ces spores sont représentées soit par une cellule ovoïde, encore allongée, granuleuse, contenant quelquefois une ou deux gouttes claires, soit par une cellule ovoïde ou sphérique terminée par un prolongement; celui-ci est plus étroit que la spore; sa cavité communique d'abord avec celle de cette dernière; il en est souvent séparé par une cloison, quelquefois même il est formé de plusieurs petites cellules placées bout à bout, constituant un tube mince cloisonné. La dernière cellule du tube, ou réceptacle portant la spore, est ordinairement plus renflée que les autres et un peu granuleuse; elle est probablement destinée à former une spore nouvelle après la chute de la première. Les spores libres sont ovoïdes et terminées par le petit prolongement dont nous venons de parler.

Quatrième période ou période ulcéreuse. — Comme nous l'avons annoncé plus haut, le liquide leucorrhéique , étant très-irritant , corrode le museau de tanche et finit à la longue par l'ulcérer en passant par les divers degrés suivants : *rougeurs, érosions , granulations* et *ulcérations.*

Rougeurs. — Les rougeurs succèdent toujours au catarrhe utérin ; elles précèdent, en outre, les érosions. Leur couleur varie selon l'intensité de l'écoulement utérin ; le plus souvent elle est d'un rouge vineux plus ou moins foncé , quelquefois rutilant. A un degré plus avancé, la rougeur n'est pas uniforme ; sur un fond rouge sont de petits points d'un rouge plus foncé ; c'est la rougeur pointillée qui présente des érosions et de petites papules rouges plus ou moins saillantes au-dessus de la muqueuse utérine non encore ulcérée.

Ulcérations. — Les ulcérations sont une des altérations de la matrice les plus communes ; elles sont caractérisées par une solution de continuité qui se forme ordinairement sur le col lui-même par suite de son irritation insolite, et sont toujours ou presque toujours entretenues par une cause locale ou générale. Nous trouvons encore dans les ulcérations de la matrice deux degrés qui correspondent à la marche plus ou moins avancée de la maladie. Le premier degré constitue l'ulcération superficielle ou la moins avancée, et le second degré l'ulcération profonde ou la plus avancée. L'ulcération superficielle, appelée encore exulcération, est quelquefois si superficielle qu'il est difficile de la distinguer des rougeurs qui sont sans solution de continuité. Cette forme est toujours la suite des rougeurs, érosions et granulations ci-dessus. L'ulcération profonde, appelée encore ulcération granuleuse, présente l'aspect d'une plaie à la période de suppuration , quand elle est semée de petits bourgeons charnus. Cette ulcération est beaucoup plus rebelle que l'autre et lui succède toujours. Elle est la terminaison naturelle des diverses lésions décrites ci-dessus ; c'est pour cette raison que cette affection se trouve beaucoup plus souvent chez les femmes adultes que chez les jeunes filles ou jeunes femmes, chez ces dernières l'évolution successive de ces différentes lésions n'étant pas encore achevée.

Ce sont les femmes de trente à quarante ans , et plutôt celles qui ont eu des enfants , qui offrent le plus souvent l'ulcération profonde. C'est dans le museau de tanche que l'ulcération commence, c'est encore la lèvre postérieure qui est le plus souvent affectée, ce qui vient naturellement corroborer la thèse que nous soutenons. En effet , si le catarrhe utérin ne détermine pas les ulcérations , pourquoi la lèvre antérieure est-elle si rarement ulcérée?

Dans cette période, le mucus utérin n'a plus la même composition ; il contient une bien plus grande quantité de pus. Le microscope ne nous laisse pas de doute à cet égard. Ce muco-pus est plus ou moins jaune, épais, filant, visqueux; il contient de la mucine, des cellules épithéliales , de nombreux globules de pus , et une plus grande quantité de matière grasse, que dans le catarrhe sans ulcération. Ce muco-pus, traité par l'eau, agité et filtré, nous a donné de l'albumine par l'acide nitrique , preuve évidente que l'ulcération était profonde ; car, dans le simple mucus , nous n'en avons pas trouvé avec le même réactif. On s'est demandé souvent si les simples ulcérations de l'utérus pouvaient donner des blennorrhagies. Nous croyons pouvoir répondre par l'affirmative pour la quatrième période seulement ; car, dans les périodes d'inflammation, d'engorgement, de catarrhe peu abondant et de légères ulcérations, nous ne l'avons jamais rencontré; tandis qu'au contraire, dans l'ulcération granuleuse ou profonde, nous l'avons vu plusieurs fois ; nous avons bien interrogé les femmes et les maris, afin qu'il n'y ait pas de doute dans notre esprit sur la nature syphilitique. Nous n'avons pas fait suivre de traitement anti-syphilitique à ces malades, et cependant nous n'avons jamais observé, chez eux, d'accidents spécifiques ; et, chose remarquable, ils n'avaient toujours que des blennorrhagies.

Nous avons aussi vu la partie supérieure des cuisses être le siége de divers érythèmes, occasionnés par la matière corrosive qui sort du vagin ; le vagin lui-même est quelquefois le siége d'une vive inflammation due à la même cause ; et, chose digne de remarque, à mesure que l'ulcère de la matrice guérissait, les érythèmes guérissaient aussi sans traitement spécial.

Quelle est donc la nature de ce mucus utérin? C'est une matière éminemment irritante, contagieuse, virulente , résultant d'altérations plus ou moins profondes du corps ou du col de l'utérus, étant sécrétée par cet organe, et pouvant, par son principe morbifique et ses *parasites contagieux*, produire un écoulement identique à la blennorrhagie ordinaire ; on y observe en effet les mêmes douleurs en urinant, la même quantité d'écoulement, les mêmes malaises pendant l'accumulation du sang dans les corps caverneux. Nous avons déposé de la matière leucorrhéique contenant des leptomites sur la muqueuse uréthrale d'un chien , et nous y avons déterminé un écoulement; nous pensons, d'après nos observations , qu'une grande partie des écoulements bénins sont dus à la présence de ces champignons ; car ils peuvent très-bien végéter sur les muqueuses uréthrales ou vaginales lorsqu'ils y ont été apportés.

TRAITEMENT DES DIFFÉRENTES ULCÉRATIONS DU COL DE LA MATRICE.

Nous arrivons actuellement au traitement des granulations utérines par la poudre d'amidon arséniquée, que nous avons vu employer pour la première fois à l'hôpital Sainte-Marguerite, il y a environ huit ans, par notre digne et excellent maître, M. Tessier, actuellement médecin de l'hôpital Beaujon, et nous faisons remarquer de nouveau qu'il s'agit d'ulcérations simples et non d'ulcérations syphilitiques ou cancéreuses ; cependant dans cette dernière, ce médicament nous a rendu de grands services. La préparation de cette poudre est facile, elle s'obtient en porphyrisant un gramme de *metallum album* avec mille grammes de poudre d'*amidon ;* elle est au millième, et par conséquent ne peut pas produire d'intoxication.

L'application de cette poudre est bien simple : on introduit le spéculum dans le vagin, on cherche le museau de tanche, on l'essuie avec un petit plumasseau de charpie, on met dans le spéculum deux ou trois cuillerées à café de cette poudre, on la pousse avec un gros tampon de coton cardé qu'on laisse à demeure. Deux ou trois jours après, le coton tombe ; s'il ne tombe pas, on le retire avec les doigts, et nous faisons faire ensuite, trois ou quatre fois par jour, des injections d'eau froide. Tous les quatre ou cinq jours nous réappliquons de la poudre, et dans la généralité des cas, les ulcères utérins sont radicalement guéris dans l'espace d'un, deux ou trois mois au plus.

Parmi les lésions de l'utérus, l'examen clinique, comme l'examen microscopique, a démontré que les plus communes sont sans contredit celles dont le siége est au col ; c'est à celles-ci en tout cas que s'adresse avec le plus d'efficacité notre nouveau traitement. Etant d'ailleurs persuadés que les ulcérations de l'utérus sont engendrées et aggravées par le contact des parties malades dans l'immersion forcée de leurs produits de sécrétion, et par la présence d'un végétal parasite dans ces mucosités ; il fallait un mode de traitement particulier qui pût atteindre ce double but. Le coton cardé et l'acide arsénieux réunissent ces deux conditions. L'arsenic agit comme un léger cathérétique, et surtout comme un excellent parasiticide ; le coton cardé, par sa souplesse et son élasticité, opère une dilatation soutenue et ménagée ; d'autre part ses villosités soutirent incessamment les humidités qui l'entourent, et les retiennent vers sa surface, le centre restant sec.

Quand les ulcérations occupent, non la surface du col, mais la cavité, on est obligé d'introduire la poudre dans l'intérieur du col ; on y arrive avec une petite canule, espèce de porte-caustique ; on peut encore imprégner de poudre une petite mèche de coton cardé, et tamponner le col de la matrice.

Depuis un an que nous employons cette méthode de traitement, nous n'avons qu'à nous en louer ; c'est pourquoi nous n'hésitons pas à la publier, afin d'en faire profiter nos confrères.

CONCLUSIONS.

D'après ce que nous venons d'exposer, nous résumons ainsi notre travail :

I. La phlegmasie de la matrice amène la métrite aiguë, totale ou partielle, selon le degré d'inflammation.

II. La métrite simple amène l'engorgement total ou partiel de l'organe.

III. L'engorgement du corps et du col, du col ou seulement des follicules muqueux, amène le catarrhe utérin.

IV. Le catarrhe utérin ou flueurs blanches, non syphilitique ou cancéreux, amène, par sa causticité, les rougeurs, les érosions, les granulations et les ulcérations du col de l'utérus.

V. L'écoulement catarrhal, outre sa propriété caustique, car il bleuit le tournesol rougi par un acide, facilite le développement, dans certains cas, d'un champignon appelé *leptomitus*, qui lui-même peut porter la contagion.

VI. Ce champignon, selon nos observations et sous toute réserve, nous paraît être la cause d'une grande partie de certains écoulements chez l'homme.

VII. Notre méthode de traitement remplit plusieurs indications nécessaires, sans lesquelles il n'est pas possible de faire de la saine médecine :

1° Selon le précepte de M. Mêlier, elle isole, par le coton cardé, le museau de tanche des mucosités qui l'abreuvent ;

2° Selon notre théorie, l'acide arsénieux, comme parasiticide, détruit les leptomites ;

3° Comme cathérétique, cicatrise les plaies ;

4° Comme médicament, modifie d'une manière remarquable, prompte, insensible, et sans produire de désordres apparents, l'état tout entier de l'utérus.

Nous allons donner quelques observations choisies parmi les nombreux cas qui se sont présentés dans notre pratique. La première sera faite avec soin, afin qu'elle serve de type et de modèle. Dans les autres, nous nous bornerons à donner le diagnostic et à indiquer le nombre de pansements que nous aurons été forcé de faire pour obtenir la guérison.

Observation Iᵉ. — *Madame T..., née dans le département de la Moselle, âgée de trente-deux ans, casquetière, rue Fontaine-au-Roi.*

Diagnostic. — Ulcération de toute la lèvre postérieure, avec catarrhe abondant de l'intérieur du col et du corps de la matrice.

Hérédité. — Le père de madame T... était ivrogne, il jouissait d'une bonne santé; il est mort à l'âge de cinquante-huit ans des suites de sa mauvaise habitude. Sa mère est morte en quelques jours, d'une maladie épidémique, à l'âge de soixante ans; elle était d'un très-bon tempérament, et n'avait jamais été malade. Madame T... a eu neuf frères ou sœurs : un frère est mort à l'âge de deux ans; une sœur, bien portante jusqu'à vingt-cinq ans, est morte à cet âge d'une attaque de choléra foudroyant. Presque tous les frères et sœurs actuellement vivants sont bien portants, d'une taille et d'une force remarquables. Il existe entre le père et la mère de madame T... et leurs enfants une grande ressemblance, tant sous le rapport du moral que du physique; tous sont très-grands et ont une bonne santé.

Antécédents du sujet. — Madame T..., qui ressemble physiquement à son père, est née forte et est restée forte. Elle a été élevée au sein par sa mère. Jusqu'à l'âge de vingt-quatre ans, époque de sa couche, elle ne se rappelle avoir eu qu'une rougeole, survenue à l'âge de six ans. Madame T... habitait la campagne, vivait au grand air, et allait seulement quelques heures par jour à l'école de son village. A l'âge de dix ans madame T... fut victime d'un lâche et cruel attentat; le misérable qui en fut l'auteur mourut trois jours après écrasé par ses chevaux. A quatorze ans s'établit la menstruation; les époques, très-régulières, duraient huit jours; le sang était abondant et bien coloré. Madame T..., mariée à vingt-trois ans, devint enceinte un an après, et, sauf quelques malaises pendant les premiers mois, la grossesse se passa très-bien. L'accouchement eut lieu à terme et fut naturel; au bout de quatre jours, madame T... se leva. Elle eut un nourrisson qu'elle allaita concurremment avec le sien. Par suite d'une position

plus que précaire, madame T... supportait forcément la faim avant de
la satisfaire, et quand le soir le mari, ouvrier peu habile, apportait
de quoi manger, l'appétit était complétement passé. Au milieu de sem-
blables circonstances, à l'âge de vingt-six ans, la santé de ma cliente
s'altéra, les règles diminuèrent, quelquefois se supprimèrent; les di-
gestions devinrent pénibles, des maux d'estomac affreux, des douleurs
se montrèrent dans les reins, les aines et les cuisses; la station de-
bout était intolérable, une leucorrhée abondante se manifesta, les rap-
ports conjugaux lui étaient extrêmement douloureux et même intolérables; les douleurs partaient de l'utérus et se portaient vers le cœur.
Néanmoins, madame T... n'alla consulter personne, elle se borna à
prendre quelques bains et quelques purgations que lui conseilla une
voisine ayant été, lui dit-elle, dans le même état, et s'étant radicalement guérie avec ce traitement.

Malgré cela, madame T... ne cessa de s'affaiblir, et tous les phénomènes que j'ai décrits plus haut persistant et s'aggravant sans cesse,
elle se décida enfin à voir un médecin. C'est le 15 décembre 1856
qu'elle vint me consulter.

État actuel. — Madame T... est d'une taille très-élevée (un mètre
soixante-dix centimètres), d'un embonpoint médiocre, d'un tempérament lymphatique. Les yeux sont bleus, les cheveux châtains, le
visage plein, la peau fine, d'un rose pâle, et l'on ne trouve en aucun
point du corps le moindre signe de scrofule. Les muqueuses sont dé-
colorées et légèrement flétries, les chairs molles, les mamelles flas-
ques. Le caractère, autrefois doux et indolent, est devenu très-irrita-
ble et impatient.

L'appétit est en général médiocre, mais il n'y a aucune répugnance
pour la nourriture. Après et avant les repas madame T... éprouve des
douleurs gastralgiques intolérables. Aussitôt que la digestion commence, il survient des renvois gazeux, qui lui rappellent l'odeur
d'œufs pourris. Les fonctions intestinales se font mal, il y a constam-
ment de la constipation avec des alternatives de dévoiement. L'irrita-
bilité nerveuse est si grande que la malade est obligée de fuir toute
espèce de bruit. L'hypogastre est le siége d'une douleur sourde, continue, qui s'exaspère par moments, et surtout après une fatigue et aux
époques menstruelles; cette douleur augmente par la pression, elle
s'accompagne, en outre, de tiraillements dans les aines, à la partie supérieure et interne des cuisses et dans les reins. Toutes ces douleurs
se calment par la position horizontale. Le vagin est le siége d'une inflammation chronique qui occupe également la vulve, où l'on aperçoit

sur le côté droit de l'anneau vulvaire plusieurs taches d'un rouge foncé, comme ecchymotiques.

L'utérus est considérablement augmenté de volume ; il est très-bas, mais il n'est pas dévié. Le museau de tanche est gros, d'une couleur lie de vin, bosselé, très-sensible ; il présente sur toute sa lèvre postérieure une large ulcération granuleuse, dont la surface est sans cesse recouverte d'un muco-pus blanc-jaunâtre qui s'échappe de l'intérieur de l'organe. Le traitement est commencé le 15 décembre 1856. Application de poudre maintenue avec un tampon de coton cardé. Deux jours après, injections d'eau froide quatre fois par jour.

25 décembre. L'ulcération est notablement modifiée, l'écoulement leucorrhéique est bien moins abondant.

5 janvier. L'état général s'améliore, l'ulcère est bien moindre, les forces reviennent.

10 janvier. L'amélioration continue.

15 janvier. L'engorgement du col et le volume de l'utérus diminuent ainsi que l'ulcère.

25 janvier. Le mieux continue.

2 février. L'ulcération est presque effacée, les flueurs blanches insignifiantes, et toutes les douleurs disparues.

7 février. Nous constatons une guérison complète ; un museau de tanche d'un beau rose, une diminution énorme de la matrice, la cessation complète des douleurs, un caractère gai et riant, en un mot tous les attributs de la santé.

Il est facile d'apprécier la signification et l'importance de cette observation ; par conséquent nous nous abstiendrons de toutes réflexions.

OBSERVATION II. — *Madame L..., née à Aumale, âgée de trente-trois ans, giletière, rue Saint-Sabin.*

Diagnostic. — Ulcération du museau de tanche ayant environ deux centimètres d'étendue, et située au pourtour du col utérin.

1857, mars, 2, 8, 15, 30 ; avril, 12, 20 ; mai, 2, guérie.

OBSERVATION III. — *Madame C..., vingt-huit ans, née en Auvergne, piqueuse de bottines, rue Saint-Antoine.*

Diagnostic. — Large ulcération granuleuse de toute la lèvre antérieure avec catarrhe abondant.

Il y a eu en trois mois quinze applications de poudre, et nous avons constaté aujourd'hui, 24 avril, la guérison.

Cette dame a donné une blennorrhagie à son mari, et nous n'avons jamais constaté de symptômes syphilitiques ni d'un côté ni de l'autre, car nous avons, en même temps, soigné et guéri le mari de son écoulement. Nous ferons remarquer, en outre, que l'utérus est en anté-version, et que, selon notre principe, l'ulcération doit siéger sur la lèvre antérieure, puisque c'est sur elle que coulent les mucosités utérines.

OBSERVATION IV. — *Madame D..., âgée de vingt-neuf ans, lingère, rue des Vertus.*

Diagnostic. — Ulcération profonde de toute la lèvre postérieure.

Guérie après douze applications de poudre.

Chez cette dame, l'écoulement leucorrhéique était si abondant et si corrosif, qu'il avait déterminé autour des parties génitales et à la partie supérieure des cuisses une maladie de peau (eczéma), pour laquelle elle venait réclamer nos soins.

Nous avons immédiatement dirigé notre traitement sur l'utérus, et nous avons, en peu de temps, fait cesser l'écoulement, guéri l'eczéma et cicatrisé l'ulcération.

OBSERVATION V. — *Madame F..., née dans le département de l'Yonne, âgée de vingt-neuf ans, rue de Vendôme.*

Diagnostic. — Engorgement et leucorrhée abondante sans ulcération.
Avril, 11, 17, 24, 30; mai, 5, 6, guérie.

OBSERVATION VI. — *Madame B..., née à la Chapelle-Saint-Denis, âgée de vingt-trois ans, couturière, rue Saint-Martin.*

Diagnostic. — Ulcère de la lèvre antérieure, avec anté-version très-prononcée.

Avril, 3, 12, 17, 23, 29; mai, 3, 11. Nous constatons la guérison après sept applications de poudre arséniquée, et de plus, la matrice remise dans sa position normale.

OBSERVATION VII. — *Madame B..., née à Paris, âgée de trente-deux ans, sans profession, passage de l'Entrepôt.*

Diagnostic. — Large ulcération de toute la lèvre postérieure, avec muco-pus abondant.

Guérie après douze applications de poudre.

OBSERVATION VIII. — *Madame L..., née à Paris, âgée de vingt-trois ans, ouvrière en dentelle, rue des Amandiers-Ménilmontant.*

Diagnostic. — Large ulcère de la lèvre postérieure, avec catarrhe très-abondant.

Guérie après neuf applications de poudre.

OBSERVATION IX. — *Madame E..., limonadière, âgée de vingt-sept ans, boulevard du Temple.*

Diagnostic. — Rougeurs et érosions de la lèvre postérieure, avec flueurs blanches modérées.

Guérie après la sixième application de poudre arséniquée.

OBSERVATION X. — *Madame F..., âgée de quarante-six ans, rentière, demeurant à Paris.*

Diagnostic. — Cancer de la matrice, considérablement amélioré en une vingtaine d'applications de poudre.

OBSERVATION XI. — *Madame D..., née à Paris, âgée de trente-huit ans, polisseuse, rue Saint-Laurent, à Belleville.*

Diagnostic. — Métrite et vaginite vésiculeuse, appelée métrite et vaginite granuleuse par certains auteurs, avec rougeur plus prononcée sur la face postérieure du vagin, ainsi que sur la lèvre postérieure de l'utérus. A la loupe il est facile de reconnaître l'élément vésiculeux, et c'est à l'aide de cet instrument que nous avons reconnu la vésicule chez cette malade; c'est aussi cette variété qui a été décrite, en 1843, dans les Archives de médecine, par un médecin distingué, M. Deville.

Nous pensons cependant que ce médecin s'est trompé sur la lésion élémentaire; car, en effet, nous avons vu survenir d'emblée des métrites érythémateuses, vésiculeuses, pustuleuses, etc.; mais les granulations, comme nous les entendons, ne viennent jamais de prime abord, attendu qu'en examinant un grand nombre de cols utérins malades, nous avons toujours reconnu ou cru reconnaître les caractères d'une ulcération superficielle, tandis que nous avons vu survenir des vésicules, des pustules, etc., sans érythème préalable.

Voici comme nous entendons la définition des granulations : les ulcérations du col de la matrice résultant uniquement de la destruction de l'épithélium et de l'inflammation du corps réticulaire, qui est rouge et uni. Cette destruction de l'épithélium fait paraître la surface dénudée comme hérissée d'un nombre plus ou moins considérable de petites granulations rouges, facilement saignantes, séparées par de petits sillons que l'on voit très-bien à la loupe et mieux au microscope, ce qui lui donne la plus grande ressemblance avec la fraise.

Cette variété de métrite ci-dessus a été guérie en quinze jours, c'est-à-dire après trois applications de poudre.